AF501070

DEUXIÈME EXTRAIT

DE L'OUVRAGE ARABE D'IBN ABY OSSAÏBI'AH

SUR

L'HISTOIRE DES MÉDECINS.

TRADUCTION FRANÇAISE, ACCOMPAGNÉE DE NOTES.

60

EXTRAIT N° 11 DE L'ANNÉE 1854

DU JOURNAL ASIATIQUE.

DEUXIÈME EXTRAIT

DE L'OUVRAGE ARABE D'IBN ABY OSSAÏBI'AH

SUR

L'HISTOIRE DES MÉDECINS.

TRADUCTION FRANÇAISE, ACCOMPAGNÉE DE NOTES,

PAR LE DR B. R. SANGUINETTI.

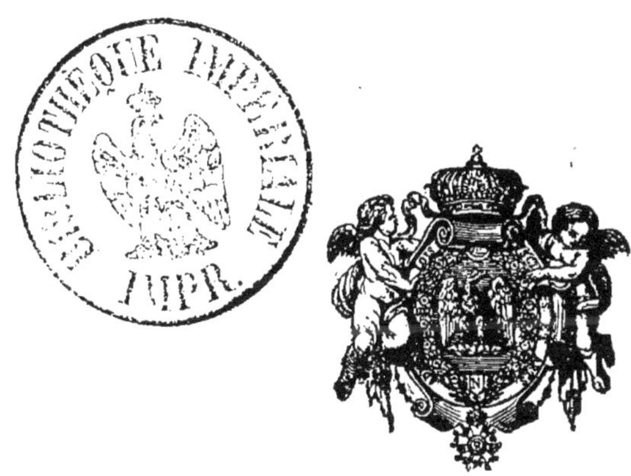

PARIS.

IMPRIMERIE IMPÉRIALE.

M DCCC LIV.

DEUXIÈME EXTRAIT

DE L'OUVRAGE ARABE D'IBN ABY OSSAÏBI'AH

SUR

L'HISTOIRE DES MÉDECINS.

TRADUCTION FRANÇAISE, ACCOMPAGNÉE DE NOTES.

AVERTISSEMENT.

Mon intention n'est pas de répéter aux lecteurs du Journal asiatique les détails que je leur ai donnés dans l'avertissement de mon *Premier extrait;* bien au contraire, je m'en réfère tout à fait à ceux-ci. J'ajouterai seulement que les manuscrits qui m'ont servi pour le présent travail sont les mêmes que j'ai consultés pour exécuter le précédent, et que j'ai déjà fait connaître; que ce *Second extrait* est tout aussi inédit que le premier; et que je suis également prêt à en publier le texte, à la plus prochaine occasion opportune.

Le fragment que je donne maintenant est la version du deuxième chapitre d'Ibn Aby Ossaïbi'ah, chapitre presque entièrement consacré à l'histoire d'Esculape. L'auteur entre dans de longs et curieux détails à ce sujet, et je puis assurer qu'un bon nombre de ces derniers ne manquent ni de nouveauté, ni d'intérêt. Sans doute on y trouvera reproduits beaucoup de ces renseignements plus ou moins fabuleux, que les écrivains grecs, surtout, nous fournissent sur ce célèbre dieu de la médecine; mais au moins ils sont ici souvent présentés sous une forme diverse. On en trouvera aussi d'autres, provenant de sources purement orientales ou arabes, et qui diffèrent d'une manière notable de ceux donnés par les Grecs. Je n'ai pas jugé à propos d'indiquer minutieusement toutes ces différences, de même que je n'ai pas cru nécessaire de réfuter toujours certains faits prétendus historiques, et dont la fausseté était évidente. Mes lecteurs s'en apercevront aisément par eux-mêmes, et ils rectifieront tout de suite les quelques erreurs des auteurs orientaux auxquelles je viens de faire allusion. En somme, Ibn Aby Ossaïbi'ah a puisé, comme on le verra, de plusieurs côtés, et il a réussi à former un ensemble qui sera lu et étudié, je le pense, avec quelque profit.

De toutes les difficultés qu'a offertes le présent travail, je ne signalerai que le nombre considérable de noms propres, soit mythologiques, soit historiques, et qui sont parfois étrangement altérés. Tout défigurés qu'ils étaient, j'ai fait de mon mieux pour les reconnaître et les rétablir. Mais quelquefois il s'est agi de noms et de faits, les uns comme les autres apocryphes. Alors le terrain vous manque complétement sous les pieds; on ne saurait marcher avec quelque sûreté; et il est souvent impossible de s'appuyer sur quelque conjecture ferme et solide. Ces cas, dis-je, ce sont présentés. C'est au lecteur compétent de juger si j'ai fait tout ce que je devais, ou si, malgré mes efforts, j'ai été au-dessous de mon sujet.

EXTRAIT D'IBN ABY OSSAÏBI'AH.

CHAPITRE DEUXIÈME.

DES CLASSES DES MÉDECINS QUI ONT CONNU, LES PREMIERS, QUELQUES PARTIES DE LA MÉDECINE ET EN FURENT AINSI LES INVENTEURS.

Esculape[1].

Un grand nombre d'anciens philosophes et de

[1] Les manuscrits portent presque partout اسقلنبيوس; mais il serait plus régulier d'écrire اسقليبيوس.

médecins conviennent qu'Esculape, comme nous l'avons indiqué précédemment, est le premier médecin que l'on connaisse, et le premier qui ait raisonné sur quelques parties de la médecine, se guidant d'après l'expérience. Il était Ionien, et ce nom vient de *Ioûnân*[1], presqu'île qui fut habitée par les philosophes grecs.

Dans le livre second de son ouvrage intitulé *Les milliers (d'années)*, Abou Ma'char[2] dit : Qu'une cité de l'Occident était anciennement appelée *Argos* (ارعش), et que ses habitants étaient appelés *Arghîzâ* (ارغيزا, pour Argives); que, plus tard, cette ville a été nommée *Anoûniâ* (انونيا, au lieu de ايونيا, ou Ionie), et que ses habitants furent dits Ioniens, du nom de leur ville; que celle-ci fut possédée par un des rois successeurs d'Alexandre (ملوك الطوائف); mais que l'on prétend que le premier souverain grec qui ait gouverné la ville de Ionie, était appelé *Anoûlioûs* (انوليوس, pour *Aeolus*, ou Éole); que ce prince

[1] Ce mot يونان est pris ici pour la Grèce, et dans le sens de Ionie. Il a ainsi le même emploi que le terme hébreu יָוָן, c'est-à-dire qu'il est tantôt le nom propre de Iawan, fils de Japhet, fils de Noë, que tantôt il signifie la Grèce ancienne même, et quelquefois aussi les Grecs.

[2] Ce ابو معشر est le célèbre astronome, ou plutôt astrologue, connu en Europe sous le nom d'*Albumasar*. Il était natif de la ville de Balkh, dans le Khorâçân, et il a composé plusieurs ouvrages dont le plus connu est celui cité ici et appelé كتاب الألوف, ou « le Livre des milliers d'années. » Il est mort l'an 272 de l'hégire (885-886 de J. C.). (Cf. Ibn Khallicân, *Biographies*, partie du texte arabe publiée par M. de Slane, p. 165-166.)

a été surnommé *Dictator* (Dictateur, دقطاطر[1]); qu'il a gouverné pendant dix-huit années les Ioniens, et a établi pour ceux-ci des préceptes nombreux qu'ils ont suivis.

L'illustre cheïkh Abou Soleïmân Mohammed, fils de Thâhir, fils de Behrâm Assidjistâny (c'est-à-dire du Segestan), le logicien, dit ce qui suit, dans ses *gloses marginales* (في تعاليقه[2]) : Qu'Esculape est fils de Jupiter (ou de Zeus, ابن زيوس), que sa naissance est réputée spirituelle, qu'il est le chef de la médecine, et le père de la plupart des philosophes. Il ajoute qu'Euclide est un de ses descendants, qu'il en est ainsi de Platon, d'Aristote, d'Hippocrate, et de la majeure partie des Ioniens; qu'Hippocrate était son seizième enfant, c'est-à-dire le seizième rameau de sa postérité; enfin, que le frère d'Esculape était Solon, et que celui-ci fut le premier qui ait établi des lois (ou le père des législateurs, وهو ابو واضع النواميس).

Or, je dis que l'interprétation arabe du nom d'Es-

[1] Je crois inutile d'insister sur le peu d'exactitude de ces prétendues données historiques. Quant au mot دِقطاطر, il ne me paraît pas pouvoir être entendu ici d'une autre manière que celle que j'ai adoptée. Cela prouve bien la confusion des temps, dans laquelle s'est fourvoyé l'auteur arabe. Pour ce qui est de supposer que دقطاطر soit la reproduction du terme grec Δεκατευτήρ, signifiant « dîmeur », ou percepteur de dîmes, cela me semble fort peu probable.

[2] J'ai dit quelques mots sur ce ابو سليمان dans mon *Premier extrait*. (Voyez *Journal asiatique*, cahier double de mars-avril 1854, p. 264, note 2; et tirage à part dudit extrait, p. 35, note 1.)

culape est : l'*empêchement de la sécheresse* (امنع اليُبْس[1]). On prétend encore que la racine de ce mot, dans l'idiome des Grecs, est dérivée de l'idée de l'éclat et de la lumière.

On trouve dans les *Histoires des Géants* (ou *Héros*), écrites en syriaque, qu'Esculape était d'un naturel vif, d'une forte intelligence, avide d'instruction et très-zélé pour apprendre la science médicale ; que beaucoup de circonstances heureuses se sont offertes à lui, qui l'ont aidé à devenir très-habile dans la médecine ; et que des choses admirables, touchant le traitement des maladies, lui furent découvertes au moyen de l'inspiration de Dieu. Qu'il soit honoré et glorifié ! On raconte aussi qu'Esculape trouva la science médicale dans un temple que les Géants possédaient à Rome, appelé le *Temple d'Apollon*[2], et qui était consacré au Soleil. D'autres disent qu'Esculape, lui-même, a été le fondateur de ce temple, qui fut nommé le *Temple d'Esculape*.

Une des choses qui confirment ce que nous venons de dire, c'est que Galien raconte dans son ouvrage

[1] Il est clair que l'on a ainsi pensé à l'α privatif et à *σκέλλω* « sécher, dessécher. ». De là, dit-on, le nom d'Ἀσκληπιός. (Voyez aussi, sur cette étymologie hasardée, ci-dessous, p. 20.)

[2] فى هيكلٍ كان لهم بروميةَ يعرف بهيكل ايلق وهو للشمس

Je pense que ce mot ايلق est une altération de ابلّن ou ابلّو, pour exprimer l'*Apollon* grec, ou l'*Apollo* des Latins, ici dieu Soleil. Peut-être aussi est-il la corruption du terme grec Ἥλιος « Soleil ». Je dois ajouter que les manuscrits donnent ordinairement افلوللن pour Apollon. Il vaudrait mieux écrire افلّونْ.

qui traite du *catalogue de ses livres*[1], que le Dieu Très-Haut l'ayant délivré d'un apostème mortel qui l'affligeait (دُبَيْلَة قَتَّالَة), il fit un pèlerinage à son temple, appelé le *Temple d'Esculape*[2]. Il dit aussi, au commencement de son ouvrage, intitulé *La méthode de guérir,* que ce qui ne peut manquer de donner, chez la multitude, du crédit à la médecine, ce sont les cures divines dont le peuple a été témoin dans le temple d'Esculape[3].

L'historien Orosius (هروشيش صاحب القِصَص, ou Paul Orose), dit: Que le temple d'Esculape était un édifice situé dans la ville de Rome, renfermant une statue qui parlait aux gens lorsqu'ils l'interrogeaient,

[1] ان جالينوس قال فى كتابه فى فينكس كتبه. Telle est la leçon des manuscrits. Je ne doute pas que ce mot فينكس ne soit l'équivalent du terme grec *πίναξ*, qui signifie, entre autres choses, «index et catalogue». L'auteur veut ainsi désigner le livre de Galien que nous connaissons sous le titre de : *Περὶ τῶν ἰδίων βιβλίων*. Cet ouvrage est, en effet, une sorte de liste où le médecin de Pergame fait le dénombrement de ses œuvres; il en indique le contenu, la date de la publication, etc., etc.

[2] Voyez le Traité intitulé : *Galeni De libris propriis liber,* cap. II. Le médecin de Pergame raconte qu'Antonin (c'est-à-dire l'empereur Marc-Aurèle) le dispense de l'accompagner dans son expédition en Allemagne, mais l'oblige d'aller à Rome, pour y attendre son retour. Il s'exprime ainsi : «Sed dimittere persuasus, cùm di-«centem audîsset, contra iubere patrium deum Æsculapium, cuius «et cultorem me demonstrabam, ex quo me lethali affectione ab-«scessus laborantem servâsset; deum veneratus, et reditum suum «expectare iusso me, etc.» (Édition Chartier, t. I, p. 38-39.)

[3] Cf. *Galeni Methodi medendi libri XIV,* lib. I, cap. I. (Édition Chartier, t. X, p. 1-3).

et qui avait été anciennement inventée par Esculape; que les Mages ou idolâtres de Rome (مجوس رومية) prétendaient que cette figure avait été dressée en tenant compte de certains mouvements des étoiles, et qu'elle était investie de la spiritualité d'une des sept planètes[1]; enfin, que la religion des chrétiens existait à Rome avant le culte des étoiles[2]. C'est du moins ce que raconte Orosius.

Galien affirme, dans beaucoup d'endroits, que la médecine d'Esculape était divine; et il ajoute que le rapport qu'il y a entre la médecine d'Esculape et la sienne est le même que celui qui existe entre sa médecine (de Galien) et celle des carrefours (ou la médecine *triviale;* طِبّ الطُرُقات). Galien mentionne encore, au sujet d'Esculape, dans l'ouvrage composé pour exciter à l'étude de la médecine, que le

[1] Les seules qui fussent connues dans l'astronomie des anciens, comme dans celle des Arabes.

[2] Si par ces mots l'auteur veut dire que les folies astrologiques ont commencé à Rome quelque temps après l'apparition du christianisme dans cette ville, il a parfaitement raison. Il en est ainsi de l'application ridicule qu'on a faite de l'astrologie à la médecine, aussi bien à Rome que dans tout l'Occident, depuis cette époque et durant plusieurs siècles. Je ne parle pas ici des pays orientaux; car c'est de là même que ces rêveries nous sont venues. (Cf. Kurt Sprengel, *Versuch einer pragmatischen Geschichte der Arzneikunde,* deuxième édition, t. II, p. 167 et suiv.) Je dois ajouter que la phrase arabe est ainsi conçue : وكان دين النصرانيّة فى رومية قبل عبادة النجوم

On pourrait lire : قِبَل au lieu de قَبْل; et alors le sens serait : « que la religion des chrétiens existait à Rome, à côté (ou en face) du culte des astres. »

Dieu suprême a révélé à Esculape ce qui suit : « Tu es plus digne que je t'appelle *un ange*, qu'*un homme*[1]. »

Hippocrate dit que Dieu a élevé à lui Esculape dans les airs, au milieu d'une colonne de lumière. Un autre auteur raconte qu'Esculape était vénéré chez les Grecs, qui imploraient du secours sur sa tombe dans leurs maladies, et on assure que l'on allumait chaque nuit mille lampes sur son tombeau. Les rois étaient de la race d'Esculape[2], et ils prétendaient qu'il avait été doué du don de la prophétie. Dans son ouvrage intitulé *Les lois*, Platon mentionne beaucoup de faits se rapportant à Esculape, touchant des choses mystérieuses qu'il a su découvrir, et des anecdotes admirables qu'il a connues d'avance, parce qu'il était aidé de Dieu. Ensuite les hommes les virent arriver, précisément comme il avait prédit et annoncé. Platon raconte aussi, dans le troisième livre de son ouvrage *Sur le gouvernement* (ou *la République*), qu'Esculape, ainsi que ses fils, était instruit dans la politique; que ces derniers étaient d'habiles et bons soldats,

[1] Cf. *Galeni Suasoria ad artes oratio* (édit. Chartier, t. II, p. 3). Les mots arabes du dernier passage sont إنّي الى ان اسمّيك ملكًا اقرب منك الى ان اسمّيك انسانًا. Littéralement : « Tant que je te nommerai *ange*, ce sera plus près de toi, que tant que je t'appellerai *homme.* »

[2] On sait, en effet, que plusieurs descendants de ce dieu de la santé ont régné dans la Carie, et cela depuis son fils Podalyre, jusqu'à Théodore second, qui fut obligé de se retirer dans l'île de Cos, lors de la descente des Héraclides. Il y eut là, en tout, onze rois de cette famille. Quelques descendants de Machaon, autre fils d'Esculape, ont régné dans la Messénie.

et qu'ils étaient, de plus, savants dans la médecine. Il ajoute que l'avis d'Esculape et son habitude étaient de soigner les malades que l'on pouvait guérir; mais que, quant à ceux qui portaient des affections mortelles, il ne les traitait nullement, afin de ne pas prolonger leur vie, qui était inutile pour eux comme pour les autres: et il les abandonnait ainsi à eux-mêmes.

Dans son ouvrage intitulé *Choix de sentences et de bons mots*, l'émîr Abou'lwafâ Almobacchir, fils de Fâtic [1], dit : Que l'Esculape dont il est ici question était un disciple d'Hermès, qu'il avait voyagé avec celui-ci, et que, lorsqu'ils furent revenus de l'Inde et qu'ils furent entrés en Perse, Hermès laissa Esculape à Babylone, comme son vicaire, afin qu'il établît des lois dans ce pays. Il ajoute : « Quant à cet Hermès, il est le premier du nom; on prononce ce mot *ermes*, et c'est le nom d'*Othârid* (Mercure [2]). Les Grecs le nomment *Ithrismîn* (اطرسمين, corruption de Τρισμέγιστος, Trismégiste); les Arabes, *Idrîs*, et les Hébreux, *Akhnoûkh* (Hénoch, اخنوخ pour חֲנוֹךְ). Il est fils de Iâred, fils de Mahalâîl (pour Mahalaleël), fils de Kaïnân, fils d'Énoûch, fils de Cheïth (Seth), fils d'Adam [3]. (Que le salut soit sur eux tous!) Le

[1] Il a été parlé de ce personnage dans mon *Premier extrait*. (Voy. *Journal asiatique*, cahier double de mars-avril 1854, p. 264, note 1; et tirage à part du même extrait, p. 34, 35, note 2.)

[2] ولفظه ارمس وهو اسم عطارد. Par ce mot ارمس, l'auteur fait peut-être allusion à l'orthographe grecque d'Ἑρμῆς; ou bien, c'est une erreur. On écrit, en arabe, هرمس.

[3] وهو ابن يارد بن مهلاييل بن قينان بن انوش بن شيث ابن آدم عليهم السلام. (Cf. *Genèse*, chap. v, vers. 1-21.)

pays de sa naissance est l'Égypte; il y est venu au monde dans la ville de Memphis, et il est resté sur la terre quatre-vingt-deux ans. » Mais d'autres disent qu'il y a demeuré l'espace de trois cent soixante-cinq années.

Almobacchir, fils de Fâtic, dit encore : « Esculape, sur qui soit le salut! était un homme au teint brun, de haute taille, chauve, d'une belle figure; il avait la barbe épaisse, de jolis linéaments, de longs bras et de larges épaules; ses os étaient volumineux, ses muscles grêles, ses yeux brillants et très-noirs; il parlait lentement, était souvent silencieux, laissait ses bras en repos lorsqu'il marchait, regardait la plupart du temps par terre, et réfléchissait beaucoup; il était doué de vivacité, de sévérité, et, quand il parlait, il remuait son doigt indicateur. »

Un autre assure qu'Esculape a existé avant le grand déluge, qu'il était disciple de l'*Agathodæmon* égyptien, et qu'Agathodæmon était un prophète des Grecs et des Égyptiens; que l'interprétation du mot Agathodæmon est « l'heureux » (lisez « le bon ») et « le génie » (c'est-à-dire « le bon génie »)[1]; que cet Esculape est le premier qui ait pratiqué la médecine chez les Grecs; qu'il l'enseigna soigneusement, mais qu'il défendit à ceux-ci de la transmettre aux étrangers.

[1] وتفسير اغاثا ديمون السعيد الجنّ. Les manuscrits portent bien certainement الجنّ; mais j'ai traduit comme s'il y avait الجنّ; car c'est la seule manière exacte de rendre, en arabe, la seconde moitié du terme grec composé Ἀγαθοδαίμων.

Quant à l'astronome Abou Ma'char de Balkh, il prétend, dans son *Livre des milliers d'années*, que cet Esculape n'a pas été le premier des médecins, eu égard à l'excellence du mérite, ni même par rapport au temps dans lequel il a fleuri; mais qu'il a pris l'art médical d'un autre personnage, et a suivi la voie de ceux qui l'avaient précédé; qu'il a été le disciple de l'Hermès égyptien, et qu'il y a eu trois Hermès.

Voici ce que dit le cheïkh Mouwaffik eddîn Aç'ad, fils d'Iliâs, fils d'Almathrân, que Dieu ait pitié de lui! dans son abrégé du livre *Des maladies*[1] :

« Les Chasdéens (ou Chaldéens; الكسدنيّون) emploient l'expression de « Hermès aux trois bienfaits[2]. » Celui-ci était, en effet : 1° *roi*, et son empire s'étendait dans la plus grande partie du monde habité; 2° *prophète*, et le Dieu Très-Haut l'a mentionné dans le Korân, sous le nom d'Idrîs[3]. Sur qui soit le salut! Ce dernier est le même personnage que les Israélites appellent Khénoûkh; l'on dit aussi Akhnoûkh (Hénoch)[4]; et 3° *médecin philosophe*. Il a composé beaucoup d'ouvrages, qui se trouvent aujourd'hui encore entre les mains des hommes. Tels sont, par exemple : *Le livre de la longitude et de la latitude;* celui

[1] J'ai parlé de ce ابن المطران dans mon *Premier extrait.* (Voy. *Journal asiatique*, cahier double de mars-avril 1854, p. 248, note 1; et tirage à part dudit extrait, p. 18, 19, note 3.)

[2] هرمس المثلّث بالنعم.

[3] Voyez *Korân*, XIX, 57; et XXI, 85.

[4] خنوخ وقيل اخنوخ.

De la baguette d'or; Le livre de la doctrine d'Hermès, touchant les projections des rayons (ou radiations) des planètes, et sur l'égalisation des maisons de la sphère[1]. Les trois bienfaits que nous avons cités (c'est-à-dire les qualités ou grâces de roi, prophète et médecin philosophe) ont été réunis sur cet Hermès; mais l'on n'a jamais entendu dire qu'aucun autre que lui les ait eus tous les trois en partage : et le Dieu Très-Haut l'a élevé à lui dans une colonne de lumière[2]. Les Indiens, ainsi que les Harrâniens[3], prétendent qu'il a été attiré au ciel dans du feu, que Dieu lui avait envoyé. C'est pour cela que ces peuples brûlent leurs corps après la mort. Il y a même parmi eux des gens qui les font brûler avant le décès, pour s'approcher plus tôt de Dieu et l'adorer. »

Quant au premier Hermès, qui est celui-là même qu'on appelle *Hermès aux trois bienfaits*, il a vécu avant le déluge. Ce mot Hermès est un surnom ou titre, à l'instar de César et Cosroës. Les Perses, dans leurs Annales, le nomment *Alledjehed*, terme qui signifie « possesseur de justice[4] ». C'est le même

[1] On voit que ce sont là des théories qui font partie de l'astrologie judiciaire.

[2] Cf. *Genèse*, v, 24; et *Korân*, xix, 58.

[3] الحرّانيّون. Ils prennent leur nom de Harrân (appelée par les Romains *Carrhæ*, du grec Κάῤῥαι), ville de la Mésopotamie. Les Orientaux croient que ce fut la première cité bâtie après le déluge. C'est ici, disent-ils, et dans ses environs, que s'établirent les Sages, les Sabéens, appelés aussi Harrâniens, etc.

[4] وتسمّيه الفرس فى سِيَرها اللجهد وتفسيره ذو عدل. Ce terme اللجهد m'est inconnu, de même que sa variante اللهجد, que fournit

que les Harrâniens considèrent comme prophète, et que les Perses disent avoir eu pour aïeul Caïoûmarth, qui est précisément Adam. Les Israélites l'appellent Hénoch, et on le nomme, en arabe, Idrîs.

Abou Ma'char dit : « Cet Hermès est le premier qui ait raisonné sur des choses célestes, telles que les mouvements des étoiles. Son aïeul était Caïoûmarth ou Adam, qui l'a instruit des heures de la nuit et du jour. Il est aussi le premier qui ait bâti des temples et qui y ait glorifié l'Être suprême. C'est encore le premier qui ait médité sur la médecine et raisonné sur cette science. Il a composé, pour ses contemporains, beaucoup de livres, en des poésies justes et cadencées, en rimes célèbres, et dans l'idiome des gens de son temps; ces ouvrages traitent de choses terrestres et célestes. Ce même Hermès est, de plus, le premier qui ait menacé les hommes du déluge, et qui ait connu qu'une calamité, venant du ciel, atteindrait infailliblement la terre, par l'eau et le feu. Il habitait la haute Égypte, pays qu'il avait lui-même choisi; il y bâtit les pyramides et les *cités de terre*[1]. Comme il craignait que la

le ms. n° 673. Ne serait-ce pas plutôt المجاهد « le champion de la loi? » C'est ainsi, en effet, que la légende musulmane et persane appelle cet Hermès ou Idrîs, qu'on dit avoir combattu, le premier, contre les infidèles, c'est-à-dire les descendants de Caïn, les Caïnites.

[1] مدائن التراب. Peut-être que l'auteur les appelle ainsi, voulant indiquer qu'elles étaient construites en briques séchées au so-

science ne se perdît par suite du déluge, il construisit les *berbas* (monuments religieux) : l'on appelle ainsi une montagne, qui est aussi nommée *berba d'Ikhmîm* [1]. Il figura dans ces berbas, au moyen de la peinture et de la sculpture, tous les arts et tous les métiers, ainsi que les artistes et les artisans, avec leurs instruments; il y décrivit, pour ses successeurs, les diverses sciences, désirant ardemment qu'elles se conservassent à jamais dans sa postérité, et craignant beaucoup que les vestiges du savoir ne vinssent à s'effacer du monde. »

On est certain, par les traditions qui nous ont été transmises, comme venant des principaux apôtres de Mahomet, qu'Idrîs est le premier qui ait lu des livres [2], et qui ait médité sur les sciences; il a reçu du ciel trente feuillets. C'est le premier homme

seil. L'Égypte n'a jamais été riche en bois de construction. Ou bien, par ces mots مدائن التراب, il faut seulement entendre *les cités de cette région*.

[1] Telle est la version exacte du texte, lequel, d'ailleurs, me paraît être défectueux en cet endroit, et que voici : فبنى البراني وهو الجبل المعروف بالبرباه برباه اخميم. On peut, du reste, consulter sur ce fameux monument d'Ikhmîm (Χέμμις ou *Panopolis*), monument qui est à présent démoli, les deux ouvrages suivants : *The Travels of Ibn Jubair*, edited by W. Wright, p. 57-59; *Voyages d'Ibn Batoutah*, publiés et traduits par C. Defrémery et le Dr B. R. Sanguinetti, t. I, p. 103-104.

[2] ان إدريس اوّل مَن درس الكتب. On a même prétendu que le nom d'Idrîs vient du verbe *daraça*, quand il signifie *lire*; ou du nom d'action *ders*, qui veut dire *lecture*.

qui ait cousu les vêtements et les ait endossés. Dieu l'a élevé près de lui à un poste sublime [1].

Waheb, fils de Mounebbih, dit [2] : Qu'Idrîs a été le premier qui ait écrit avec la plume faite avec le roseau; le premier qui ait cousu les habits et s'en soit revêtu; que les hommes, avant lui, endossaient les peaux des bêtes; et il ajoute qu'Idrîs a été ravi au ciel, étant alors âgé de trois cent soixante-cinq années [3].

Le deuxième Hermès était de Babylone; il habitait cette capitale des Chaldéens, et il a vécu après le déluge, du temps de *Berîn-Bâly* [4]. Celui-ci reconstruisit cette ville après l'époque de Nimroûd, fils de Coûch [5]. Cet Hermès excellait dans la médecine et la philosophie; il connaissait les qualités des nombres, et il avait pour disciple l'arithméticien Pythagore [6]. Il renouvela, dans la médecine, la phi-

[1] Cf. *Korân*, XIX, 57, 58.

[2] On trouve quelques détails sur ce personnage dans les *Biographies* d'Ibn Khallicân, manuscrit de la Bibliothèque impériale. Il y est nommé ابو عبد الله وهب بن منبه اليمانىّ صاحب الاخبار والقصص. Ainsi, il est auteur de *récits* et d'*histoires;* et il aurait raconté les traditions, surtout d'après le célèbre Abou Horaïrah. L'on ne connaît pas exactement l'époque de la mort de Waheb. Ibn Khallicân dit qu'il décéda à San'â, dans le Yaman, l'an 110 de l'hégire (728 de J. C); ou bien l'année 114, au mois de moharram (mars 732); ou bien encore en l'année 116 (734); et il avait vécu quatre-vingt-dix ans. (Supplément arabe, n° 702, fol. 319 v.)

[3] Cf. *Genèse*, v, 23, 24.

[4] برين بالى. Je suppose que ce mot est une altération de سرتن بالى, et que l'on veut désigner ici Sardanapale.

[5] Cf. *Genèse*, x, 8 à 11.

[6] وكان تلميذه فيثاغورس الارثماطيقىّ.

losophie et la science des nombres, ce qui avait été détruit par le déluge, à Babylone. Cette ville a été la résidence des philosophes de l'Orient; et ce sont eux qui ont, les premiers, rétabli les lois pénales et réglé les institutions civiles.

Le troisième Hermès a demeuré dans la ville de Memphis, a vécu après le déluge, et il est auteur du livre qui traite des animaux venimeux. Il était médecin philosophe, connaissait les propriétés des drogues délétères et des animaux nuisibles. Il a parcouru les contrées dans tous les sens, pour étudier les maladies des différents pays et leur nature, ainsi que les tempéraments des habitants. Il a aussi composé sur l'alchimie un traité excellent et précieux, duquel dépendent beaucoup d'arts et de métiers, tels que ceux de la verrerie, de la verroterie ou coquillages de Vénus, de la composition du lut, et autres semblables. Cet Hermès avait un disciple nommé Esculape, dont le lieu de résidence était la Syrie.

Mais il est temps de reprendre le discours sur notre Esculape. On raconte, à son égard, qu'il guérissait les maladies que les gens désespéraient de pouvoir guérir; et lorsque la multitude vit une pareille chose, elle pensa qu'Esculape faisait revivre les morts. Les poëtes grecs récitèrent, à son sujet, des vers admirables, où ils prétendirent qu'Esculape donnait la vie aux cadavres et faisait revenir au monde tous ceux qui étaient décédés. Ils avançaient aussi que le Dieu Très-Haut l'avait élevé à lui, pour l'honorer et l'illustrer, et qu'il l'avait mis au nombre des anges. L'on dit qu'il n'est autre qu'Idrîs, sur qui soit le salut!

Le grammairien Iahia dit[1] : Qu'Esculape a vécu quatre-vingt-dix années, dont les cinquante premières ont constitué l'époque de son enfance d'abord, et ensuite tout le temps pendant lequel la puissance divine n'avait point encore commencé à paraître chez lui; les quarante autres années sont la période où il était savant, ainsi que professeur. Il ajoute : Qu'Esculape a laissé deux fils, habiles dans l'art médical[2]; qu'il leur ordonna de n'enseigner la médecine qu'à leurs enfants et aux membres de sa propre famille; et qu'aucun étranger n'eût à recevoir d'eux la communication de cette science. Iahia dit aussi :

[1] Ce يحيى النحوي était un médecin chrétien d'Alexandrie, qui a joui d'une certaine faveur chez le célèbre 'Amr, fils d'Al'âs, lorsqu'il fit la conquête de cette ville, en l'année 21 de l'hégire (641 de J. C.). Son vrai nom était يحنّا ou Johannes (Jean Philopone); et il est auteur de plusieurs ouvrages de médecine et de philosophie, assez estimés. Ibn Aby Ossaïbi'ah donne beaucoup de détails sur ce personnage et sur ses œuvres, au chapitre VI, où il parle des médecins d'Alexandrie. (Ms. 674, fol. 112 r. à 114 r.)

[2] Ces deux fils d'Esculape étaient Machaon et Podalyre, braves soldats, ainsi que savants médecins pour leur temps, surtout le premier, qui était l'aîné. Ovide fait une mention de Machaon en ces termes, dans le premier livre *Des Pontiques*, lettre III :

> Utque Machaoniis Pæantius artibus heros
> Lenito medicam vulnere sensit opem :

Plus loin, au troisième livre, lettre IV, le poëte exilé, en parlant de sa santé et de ses forces, s'exprime ainsi :

> Firma valent per se, nullumque Machaona quærunt.

Qu'Esculape fit les mêmes recommandations à ceux qui lui succéderaient sur cette terre; et leur prescrivit deux choses : 1° qu'ils eussent à demeurer au milieu des pays habités par les Grecs; savoir, dans trois îles, dont l'une était Cos, patrie d'Hippocrate[1]; et 2° qu'ils ne fissent point connaître l'art médical aux étrangers, mais que seulement les pères l'enseignassent à leurs enfants. Les deux fils d'Esculape accompagnèrent Agamemnon, lorsqu'il partit pour la conquête de Troie[2]; il les estimait et les honorait excessivement, à cause du haut rang qu'ils occupaient dans la science.

On lit ce qui suit dans un autographe de Thâbit, fils de Korrah, le Harrânien[3], à l'occasion des personnages appelés *Hippocrate* (لمّا ذكر البقارطة) : « Es-

[1] L'abrégé, le ms. n° 873, est ici plus complet que tous les autres manuscrits; car il ajoute : « que la deuxième île, ou ville, était Cnide, et la troisième, Rhodes. والثانية بمدينة قنيدس والثالثة بمدينة رودس.

[2] Les manuscrits portent ridiculement اطرابلس « Tripoli. » Il aurait fallu écrire اطروبا, pour Τρωία ou Τροία « Troie ».

[3] ثابت بن قرّة الحرّانى. On le connaît en Europe sous le nom de *Thebit*. Il était savant en médecine, philosophie, astronomie et dans les mathématiques; il a joui d'une très-grande faveur près du calife Almo'tadhid billâh. Thâbit connaissait fort bien les trois langues arabe, syriaque et grecque; il a composé beaucoup d'ouvrages dans les deux premières, et a traduit aussi un certain nombre de livres, du grec en arabe.

Thâbit est né, suivant Ibn Khallicân, dans l'année 221 de l'hégire (836 de J. C.), à Harrân, et il est mort à Bagdad, le jeudi 26 de safar de l'année 288 (19 février 901). Mais Ibn Aby Ossaïbi'ah dit que Thâbit est né l'an 211 de l'hégire (826 de J. C.), et qu'il est mort à l'époque que je viens de mentionner, âgé par consé-

culape, dit-on, avait douze mille disciples dans les différentes contrées de la terre; et il enseignait la médecine verbalement. Sa famille s'était ainsi transmis cette science par héritage, jusqu'à ce que l'art médical reposât tout entier sur Hippocrate [1], lequel vit que les membres de sa famille et de sa caste étaient réduits en fort petit nombre. Comme il craignait que la médecine ne vînt à périr, il commença à écrire sur cette science des livres, en forme de résumés. »

Fragment (prétendu) de Galien, et observations de Honaïn.

Voici ce que Galien dit d'Esculape, dans son *Commentaire sur le Livre du serment et de la promesse d'Hippocrate* [2] : « Deux opinions sont parvenues jusqu'à nous, touchant l'histoire d'Esculape. L'une de celles-ci est un mystère (ou une énigme, لغز); l'autre est une chose naturelle (طبيعى). Suivant la première, Esculape serait une des forces ou facultés de Dieu, qu'il soit béni et exalté! à laquelle on aurait donné ce nom, pour indiquer l'action même

quent de soixante et dix-sept années lunaires. On peut lire dans cet auteur la notice de Thâbit, au chapitre x (ms. 673, fol. 122 r. à 123 v.) (Cf. Wüstenfeld, *Geschichte der arabischen Aerzte und Naturforscher*, p. 34 à 36.)

[1] الى ان تضعضع الامر فى صناعة الطبّ على ابقراط

[2] Voyez ce que j'ai dit sur cet ouvrage supposé de Galien, dans mon *Premier extrait* (*Journal asiatique*, cahier double de mars-avril 1854, p. 242, note; et tirage à part dudit extrait, p. 13, note).

de cette puissance, c'est-à-dire, l'empêchement de la sécheresse[1]. »

Observation de Honaïn[2].

« Puisque la mort n'arrive que lorsque la sécheresse et le froid prédominent, et que ces deux conditions réunies déssèchent le corps qui meurt, il est tout simple qu'on ait nommé le ministère (المهنة), au moyen duquel les corps vivants conservent, tant qu'ils continuent à vivre, leur chaleur et leur humidité, d'un mot qui indique le manque de la siccité (عدمان اليبس). »

Galien reprend : « On dit, d'un autre côté, qu'Esculape est fils d'Apollon, que Phlégyas et Coronis en ont été le père et la mère nourriciers[3], et qu'il

[1] Cf. ci-dessus, p. 5. Je dois avertir que le fragment qui s'étend depuis ici jusqu'à la p. 21, l. 21, manque dans tous les manuscrits, excepté dans le manuscrit n° 674.

[2] حنين est très-célèbre, comme auteur d'ouvrages de médecine, etc.; mais surtout comme traducteur de livres de cette science, et autres, du grec en arabe; il a été médecin du calife Almotéwakkil. Honaïn était d'une famille syrienne; mais il est né à Hîrah, dans l'Irâk, vers l'an 176 de l'hégire (792-793 de J. C.). Il a cessé de vivre à Bagdad, le mardi 6 de safar de l'année 260 (1er décembre 873), pendant le califat de Mo'tamid. On trouve aussi quelquefois l'an 194 de l'hégire (809 de J. C.) indiqué, peut-être à tort, comme la date de sa naissance. Ibn Aby Ossaïbi'ah donne plus loin, chapitre VIII, la biographie de Honaïn (ms. 673, fol. 105 v. à 114 v.), et il en parle encore au chapitre IX (fol. 115 v.). (Cf. Wüstenfeld, ouvrage cité, p. 26 à 29.)

[3] فيقولون انّه ابن افلوللن وانّ فلاعولوس وقورونس مهدبه (sic)

Je pense qu'on doit lire le dernier mot مُهَدِّبَة, ce qui signifie : « celui qui soigne, qui élève, etc. » Régulièrement, il faudrait ici مهدّبيه ou مهدّباه, au duel.

est composé d'une partie qui est mortelle, et d'une portion qui n'admet point la cessation de la vie. L'on veut indiquer par là, que toute sa sollicitude est pour les hommes, comme étant des créatures de son espèce; mais que, cependant, il est doué d'une nature qui n'est pas sujette au trépas, et qui est supérieure, par conséquent, à celle de l'homme. Seulement le poëte (sans doute Homère) lui a donné le nom d'Esculape, qu'il a pris des effets mêmes de la médecine. Quant à l'opinion qu'il est fils de Phlégyas, elle provient de ce que ce dernier mot est dérivé du terme signifiant l'*ardeur du feu* [1]; et c'est comme si l'on disait : *Fils de la puissance productrice de la chaleur animale.* »

Observation de Honaïn.

« Esculape a été nommé fils de Phlégyas, car la vie ne se maintient que par la durée de la chaleur naturelle, qui réside dans le cœur et dans le foie. On l'a appelée *chaleur*, puisqu'elle est de la nature du feu. »

Galien ajoute : « Pour ce qui regarde l'opinion qu'Esculape est fils de Coronis, elle est basée sur cela que ce nom est dérivé de l'idée de la satiété et de l'avantage de la santé [2]. »

[1] L'auteur a certainement pensé au verbe grec *φλέγω* « j'enflamme. »

[2] Il s'agit ici probablement de *κορέννυμι* « je rassasie »; peut-être, de *κορέω*, pris dans le même sens.

Observation de Honaïn.

« Esculape a été nommé ainsi, pour indiquer que la jouissance des aliments et des boissons ne peut être parfaite pour l'homme, qu'à l'aide de la médecine, qui procure une bonne digestion de ce qu'on a mangé. C'est l'art médical seul qui conserve la santé, et qui la restitue, lorsqu'elle cesse d'exister. »

Galien continue : « On dit qu'Esculape est fils d'Apollon; car le médecin doit posséder, jusqu'à un certain point, le don de la divination. En effet, il n'est pas admissible que le médecin accompli puisse ignorer ce qui doit survenir plus tard. »

Observation de Honaïn.

« Galien veut parler ici de la *prescience* médicale (ou pronostic médical, تقدمة المعرفة الطبّيّة). »

Galien reprend : « Il est temps aussi que nous parlions de la figure d'Esculape, de ses vêtements et de sa puissance. Les relations que nous trouvons écrites, touchant le culte qu'on lui aurait rendu, comme à un dieu, doivent plutôt être rangées au nombre des fables, que regardées comme l'expression de la pure vérité. Ce qui est bien connu à son égard, c'est qu'il a été élevé au ciel, parmi les anges, dans une colonne de feu. C'est analogue à ce que l'on raconte au sujet de Bacchus, d'Hercule[1], et d'au-

[1] Le texte porte زيونوسس وابرقلس. Je suppose que le premier mot est au lieu de ديونوسس, c'est-à-dire *Διόνυσος*, Dionysus,

tres héros semblables, qui ont mis toute leur sollicitude et tout leur zèle à être utiles aux hommes. En somme, on dit que Dieu, qu'il soit béni et exalté! a agi ainsi envers Esculape, de même qu'il avait fait pour ceux qui lui ont ressemblé, afin de consumer sa partie terrestre et mortelle par le feu, d'attirer ensuite à lui sa portion non susceptible de mort, et d'élever alors son âme au ciel.»

Observation de Honaïn.

«Galien explique dans ce passage comment se fait la conformité de l'homme à l'égard de Dieu, qu'il soit béni et exalté! Il dit, en effet, que lorsque la créature a détruit ses désirs corporels, au moyen du feu de la patience et de l'abstention de ceux-ci[1] (appétits qu'il désigne par les mots de *sa partie terrestre et mortelle*); et lorsque son âme raisonnable, ayant rejeté ces concupiscences, a été ornée des grâces divines (il fait allusion à celles-ci par l'idée de l'*élévation au ciel*), c'est alors, dit-il, que l'homme est semblable à Dieu, qu'il soit béni et exalté!»

Galien dit encore : «La figure d'Esculape est celle d'un homme barbu, et couvert d'une chevelure tombant en boucles. Pour ce qui regarde la cause qui a fait représenter Esculape avec la barbe, tandis que le portrait de son père[2] est celui d'un

Bacchus; et que le second est pour ايرقلس, savoir, Ἡρακλῆς, Héraclès, Hercule.

[1] بنار الصبر والإمساك عنها (عن الشهوات ﻟﺦ).

[2] D'après les manuscrits, ce serait au contraire *son fils*; car ils

jeune homme imberbe, quelques personnes disent qu'Esculape a été figuré et peint de la sorte, parce que tel était son état, lorsque Dieu l'a fait monter au ciel. D'autres pensent que le motif de cela est que la pratique de la médecine exige la chasteté et l'âge mûr. Enfin, il y en a qui avancent que la raison est, qu'Esculape était plus habile dans l'art médical que son père lui-même[1].

« Si tu contemples Esculape, tu le verras debout, prêt à marcher, et ayant les vêtements relevés. On veut indiquer, par cette image, que les médecins doivent être disposés à tout moment à agir en philosophes[2]. Tu apercevras que les parties de son corps que la pudeur défend de laisser voir sont cachées, et que celles dont il a besoin pour la pratique de l'art médical sont nues et en évidence. On représente Esculape, tenant à la main un bâton recourbé et noueux. Cela veut dire que la médecine a le pouvoir de conduire ceux qui la pratiquent, jusqu'à un âge dans lequel ils auront besoin d'un bâton pour s'appuyer ; ou bien, que l'individu à qui l'Être suprême, qu'il soit béni et exalté ! aura fait quelques dons, est réputé digne que Dieu lui accorde aussi une baguette, comme il

portent bien distinctement : وتصوير ابنه أمرد ; mais j'ai traduit comme s'il y avait *son père,* أبيه , puisqu'il me semble qu'il doit être question ici d'Apollon, qui était, en effet, toujours représenté jeune et sans barbe. D'ailleurs, avec la leçon des manuscrits, le sens ne serait, en aucune manière, satisfaisant.

1 تجاوزه فى الحذق بصناعة الطبّ اياّه.

2 ينبغى للاطبّاء ان يتفلسفوا فى جميع الاوقات.

l'a concédée à Hephæstos, *Roûs* et Hermès [1]. Tu vois, en effet, Roûs, rafraîchir avec cette baguette les yeux des gens qu'il aime [2], et réveiller ceux qui dorment. Le bâton d'Esculape a été fait de l'arbuste d'*althæa* [3]; car cette plante combat et chasse toute maladie. »

Observation de Honaïn.

« Comme l'althæa est une plante qui échauffe modérément, il en résulte qu'elle constitue un médicament dont l'utilité est fort répandue, étant employé, soit seul, ou bien associé à quelque autre substance plus chaude ou plus froide que l'althæa. Dioscoride et les autres écrivains qui ont parlé de cette plante, ont déjà fait la même remarque. C'est pour cette raison que son nom, dans la langue des Grecs, est dérivé du mot même qui signifie *guérison* [4]. Par cela, on veut indiquer que les avantages de l'althæa sont très-nombreux. »

[1] بمنزلة ما وهب لايفاسطس وروس وهرمس. Pour ايفاسطس, il me paraît certain qu'il désigne Ἥφαιστος, Hephæstos, Vulcain. Pour ce qui regarde روس, je pense que c'est une altération du mot Ὧρος, Orus. On pourrait aussi penser à Ἔρως, Éros, Cupidon; mais cela ne me semble nullement probable. J'en dirai autant d'Iris; de plus, on va bientôt voir que le mot روس est traité dans le texte comme étant du genre masculin. J'ajouterai que le *Roûs* des Orientaux ne peut point trouver ici sa place. Enfin, j'ai à peine besoin de dire qu'Hermès, هرمس indique bien Mercure.

[2] وبهذه العصى تجد روس يُقِرّ اعين مَنْ يحبّ من الناس

[3] شجرة الخطمى. C'est l'althée, mauve sauvage, ou guimauve.

[4] Ainsi, Ἀλθαία « Althæa », d'ἄλθω « je guéris »; ou bien d'ἄλθος « guérison, remède ».

Galien dit : « La courbure du bâton d'Esculape et la quantité de ses nœuds, sont une allusion aux nombreuses parties et aux branches différentes qui constituent l'art de guérir. D'ailleurs, ce bâton n'a pas été laissé sans ornements ni apprêts; mais on y a figuré l'image d'un animal, dont la vie est longue, et lequel se roule autour du bâton. Il s'agit du dragon, ou gros serpent; et plusieurs raisons ont fait rapprocher celui-ci d'Esculape. D'abord, parce que c'est un animal à la vue perçante, qui veille beaucoup et ne dort jamais complétement. De même, celui qui a pour but l'enseignement de la médecine, ne doit pas s'en laisser distraire par le sommeil; il doit être extrêmement pénétrant, pour exceller dans son art, pour pouvoir avertir de ce qui existe et de ce qui doit nécessairement arriver. Nous voyons qu'Hippocrate a fait allusion à ceci dans ces paroles[1] : « Je « pense que la meilleure chose est que le médecin « sache prévoir. C'est alors qu'il sera savant et supé- « rieur dans son art. Il avertira les malades de ce « qu'ils ont actuellement, de ce qui a précédé, et « aussi de ce qui doit survenir. »

[1] Ce passage du père de la médecine se trouve au commencement de son *Traité du pronostic*, ainsi que le dit, du reste, la glose marginale qui suit, du manuscrit n° 674 : قال ذلك في اوّل كتابه تقدمة المعرفة. Voici maintenant la citation exacte et complète du texte d'Hippocrate : « Medicum providentiæ studio incum- « bere, optimum esse mihi videtur. Prænoscens enim ac prædicens « apud ægrotos et præsentia, et præterita, et futura, quæque ægri « prætermittunt exponens, res utique ægrotantium magis agnoscere « credetur, adeò ut sese homines medico committere audeant ». (*Hippocratis Prognosticon*, édit. Chartier, t. VIII, p. 583, 584.)

« On a émis un autre avis, au sujet du gros serpent, représenté sur le bâton, qu'Esculape tient à la main. Ceux qui le défendent raisonnent de cette manière : le dragon est un animal qui vit pendant un temps fort long, au point que l'on prétend que sa vie dure un siècle tout entier. Pareillement, les adeptes de la médecine peuvent prolonger beaucoup leur existence. C'est ainsi que nous voyons Démocrite et Prodicus [1] (Hérodicus) vivre longtemps, pour avoir suivi les recommandations de l'art médical. De plus, le dragon rejette sa dépouille (sa peau, sa mue), que les Grecs nomment « la vieillesse [2]. » Pareillement encore, les hommes, avec le secours de l'art médical, peuvent chasser la vieil-

[1] ديموقريطس وابرودقطس. Le premier est Démocrite d'Abdère, et l'on s'accorde, en effet, assez généralement à donner une longue vie à ce célèbre médecin philosophe, savoir : cent neuf ans, ou plus. On sait qu'il était de Milet; mais qu'il fut nommé l'*Abdéritain*, à cause qu'il demeura la plus grande partie de sa vie à Abdère, ville de Thrace. Il mourut l'année 361 avant J. C.

Le second, Prodicus, paraît être mis ici pour Hérodicus. Ce sont là deux noms qui ont été souvent confondus ensemble, surtout par suite du peu de différence qui existe entre le lettres grecques Π et H qui en sont les initiales, et de l'identité des autres lettres : *Πρόδικος*, *Ἡρόδικος*. Hérodicus a été le maître d'Hippocrate; il lui a enseigné, dit-on, la médecine gymnastique, et a vécu *jusqu'à un âge très-avancé*, quoiqu'il eût une maladie incurable. Il était, suivant Plutarque, de Sélymbrie ou Sélivrée, ville de Thrace; et, suivant d'autres, de Léontini, en Sicile.

[2] يسلخ عنه لباسه الذى يسمّيه اليونانيّون الشيخوخة
On voit qu'il s'agit de la mue annuelle des ophidiens. Le terme grec auquel on fait allusion ici est sans doute *σῦφαρ*, qui signifie, entre autres, « dépouille de serpent » et aussi « vieillesse ».

lesse, qui est la suite des maladies, et jouir ainsi d'une longue santé.

« Après avoir peint Esculape, on a placé sur sa tête une couronne, faite de laurier (شجرة الغار); car cette plante dissipe la tristesse. C'est ainsi que nous trouvons Hermès couronné de cette façon, lorsqu'il porte le nom de *vénérable* (المهيب). Il faut, en effet, que les médecins repoussent bien loin d'eux les chagrins; et c'est pour cela qu'Esculape est orné d'une telle couronne, qui a pour effet de chasser la tristesse. Il peut se faire aussi que le motif de cette couronne d'Esculape soit qu'un pareil ornement est commun à la médecine et à l'art augural ou divinatoire; et que les hommes aient jugé convenable que la couronne qui sert pour les médecins, soit tout à fait de la même nature que celle employée pour les devins. On peut encore observer, que l'arbre du laurier a la propriété de guérir les maladies. Nous voyons même que les reptiles venimeux fuient de tout endroit où l'on a jeté du laurier; et cet effet est pareil à celui que produit la plante appelée *koûnoûra* [1]. Le fruit du laurier,

[1] قونورا. Je ne connais aucune plante qui porte ce nom; mais je présume qu'il faut lire قونوزا, et qu'il s'agit ici de celle appelée en grec κόνυζα. C'est la *conysa*, ou conise, plante de la famille des corymbifères, aussi nommée la chasse-puce, l'herbe aux puces, l'herbe aux pucerons et l'herbe aux moucherons. Elle est aromatique, et son parfum est très-vanté, chez les anciens, *pour éloigner les serpents*, faire mourir les puces et autres insectes. On en distingue plusieurs espèces ou variétés, qui se trouvent aussi indiquées et décrites par Dioscoride.

nommé *baie de laurier*, lorsqu'on s'en sert pour se frotter le corps, agit exactement comme le fait le *castoréum* [1]. Après la représentation du serpent dont nous avons parlé, on a placé un œuf dans la main d'Esculape[2], pour indiquer que tout le monde a besoin de l'art médical; et l'œuf offre bien l'image de l'univers.

« Nous devons parler maintenant des sacrifices qu'on faisait à Esculape, afin d'obtenir, par son intermédiaire, les grâces de Dieu. Qu'il soit béni et exalté! On ne voit pas que personne ait offert, dans aucun temps, à Dieu, au nom d'Esculape, la moindre chose provenant du bouc. La raison en est, que les poils de cet animal ne se filent point aisément comme la laine, et que celui qui mange beaucoup de sa chair tombe malade avec facilité, atteint par les maladies épileptiformes. Car la matière nutritive qu'elle engendre est d'un mauvais suc (chyme ou chyle, رديّ الكيموس), desséchante, grossière, âcre et inclinant vers le sang atrabilaire (يميل الى الدم السَّوْداوىّ). On trouve seulement que des gens ont sacrifié à Dieu des coqs par l'intermédiaire d'Esculape; et l'on dit que Socrate a aussi offert à Esculape un semblable

[1] الجند بيدستر. Le castoréum est une matière animale sécrétée par le castor, mâle et femelle. C'est une substance résinoïde, qui excite la circulation, et agit comme sédative du système nerveux.

[2] Le texte porte, en effet : واذا صوّروا ذلك التنّين جعلوا بيده بيضة. Mais il semble, qu'au lieu de التنّين « le serpent », c'était ici le lieu de mettre الإكليل « la couronne ».

holocauste [1]. C'est donc d'une telle manière que cet être divin, Esculape, a enseigné aux hommes la médecine, laquelle devint pour eux une acquisition fixe (قنية ثابتة) et supérieure de beaucoup aux découvertes faites par Bacchus et Cérès [2]. »

Observation de Honaïn.

« Ce que Bacchus a inventé, c'est le vin, et il fut le premier en cela, d'après l'opinion des Grecs. Par son nom de Dionysus, les poëtes font allusion à la force qui fait subir une altération à l'eau, laquelle se trouve dans la vigne, et la dispose à devenir du vin; ainsi qu'à la joie qui résulte après qu'on a bu de celui-ci. Cérès a découvert le pain, et tous les grains dont on fait ce dernier. C'est pour cela que ceux-ci sont nommés, par les Grecs, du nom de leur inventrice [3]. Les poëtes ont appelé de la même manière la terre qui produit les céréales. Quant à Esculape, il a découvert, lui, la santé; et, sans celle-ci, on ne peut se procurer, ni les choses utiles, ni celles qui sont agréables. »

[1] On sait que Socrate, avant de mourir, a rappelé à Criton, son disciple et son ami, le sacrifice à faire d'un coq à Esculape, en lui disant : « Nous devons un coq à Esculape; n'oublie pas d'acquitter cette dette. » Et ce furent ses dernières paroles. Ce grand philosophe voulait sans doute dire par là, que la mort était à ses yeux une véritable guérison, et l'annonce de la liberté.

[2] ديونوسس وديميطر. Il a déjà été question du premier. Quant au second nom, il est évident que c'est Δημήτηρ, Déméter, Cérès.

[3] C'est-à-dire, Δημήτηρ; et aussi, peut-être, Δημήτρια, ων, céréales.

Galien reprend : « En effet, ce qu'ils ont inventé (Bacchus et Cérès) ne pouvait être d'aucune utilité, sans la découverte due à Esculape.

« Quant à l'image du trône, sur lequel est assis Esculape, c'est le symbole de la force, ou de la faculté qui procure la santé ; celle-là est la plus noble de toutes les forces, ainsi que l'ont dit quelques poëtes. D'ailleurs, nous voyons que ceux-ci, en totalité, ont loué et exalté cette puissance. L'un d'eux, par exemple, après avoir dit qu'elle a la prééminence sur tous les bienfaiteurs par sa noblesse, ajoute : « Puissé-je, le « reste de ma vie, jouir de ton bien ! » Un autre poëte dit aussi qu'elle est le plus illustre de tous les bienfaiteurs ; puis il s'écrie : « C'est toi que j'implore, « afin que je sois jugé digne d'obtenir tous les biens ! » En somme, on peut dire ceci : les dons divers, tels que l'opulence, les enfants, l'autorité, peuvent être acquis indifféremment par tous les hommes. Mais n'est-il pas vrai que tout cela n'est rien, à moins que les hommes ne soient aidés par la présence de la santé, et mis ainsi à même de pouvoir jouir de ces dons? La santé seule est la bienfaitrice qui mérite en réalité ce titre ; car c'est un bien vraiment parfait ; elle ne tient pas le milieu entre le bien et le mal, et n'est pas placée au second degré du bonheur, comme le pensent les philosophes, appelés péripatéticiens et stoïciens[1]. En effet, toutes les vertus les plus nobles

[1] وهم المعروفون بالمَشّائين وباصحاب المظلّة. Les premiers, المشّاؤن ou المشّايون, sont, sans doute, les péripatéticiens ; les au-

auxquelles les hommes aspirent avec ferveur, tant qu'ils vivent, peuvent être regardées, en quelque sorte, comme dépendantes de la santé. Ainsi, nous voyons que ceux qui désirent montrer de la valeur et de la force, faire la guerre aux ennemis pour les chasser loin de leurs proches en les combattant avec constance, ne peuvent effectuer ces projets que par l'emploi de la vigueur du corps. De même, l'homme ne saurait point agir complétement avec justice, donner à chacun ce qui lui est dû, faire tout ce qu'il doit, observer les lois, être intègre dans toutes ses pensées et toutes ses actions, s'il ne jouit pas d'une bonne santé. Le salut, pareillement, ne peut être complet sans la santé; car il est, pour ainsi dire, engendré par celle-ci [1]. Enfin, tout ce que quelques personnes ont pu avancer, pour assurer que leur but n'était point d'acquérir la santé, ç'a été par l'effet de la croyance dans certaines opinions, et pour la satisfaction de doctrines futiles et fausses. Ces paroles, au reste, étaient seulement dans leur bouche, et n'étaient point dans leur pensée. Lorsqu'elles ont confessé la vérité, elles ont dit que la santé est réellement le bien le plus parfait.

« Cette force qui produit la santé a été, par les peuples, réputée digne de former le trône de

tres ne sauraient être que les stoïciens; mais ceux-ci sont plus souvent nommés par les Arabes اهل الاسْطوَانة ; probablement du mot grec στοά.

[1] وذلك انه بمنزلة المولود عنها.

l'homme, qui est le maître dans l'art médical. De plus, le nom de cette force est dérivé d'une façon propre et non figurée; car dans la langue grecque, ce mot est tiré de celui qui signifie *humidité*[1]. En effet, la santé n'est parfaite que par suite de l'état humide du corps, comme l'a indiqué quelque part un poëte, en disant : « L'homme, c'est l'humidité » (الانسان الرطب).

« Si tu contemples le portrait d'Esculape, tu verras qu'on l'a aussi figuré assis, et appuyé sur des hommes, placés autour de lui. Cela est convenable; car il faut qu'il soit toujours ferme et stable, sans cesse au milieu des gens. On a également représenté sur lui un dragon, qui s'enroule autour de son corps. J'ai déjà raconté, ci-dessus, la raison de ce fait. »

Nous citerons maintenant ce qui suit, des préceptes et des maximes d'Esculape, tiré de ceux que l'émîr Abou'lwafâ Almobacchir, fils de Fâtic, a consignés dans son ouvrage intitulé *Choix de sentences et de bons mots :*

1° « Celui qui connaît les vicissitudes du sort ne met pas d'entraves aux préparatifs. » (C'est-à-dire, qu'il est toujours prêt à tous les événements).

2° « Certes, l'un de vous se trouve placé entre une grâce qu'il a reçue de son Créateur et un péché qu'il a commis. Il n'y a aucun autre moyen d'arranger ces deux choses l'une avec l'autre, que de louer

[1] L'auteur aura pensé que *ὑγεία* ou *ὑγίεια* « santé », vient de *ὑγραίνω* « je rends humide, etc. »

le bienfaiteur, et de lui demander pardon de la faute. »

3° « Que de fois n'avez-vous pas blâmé une époque, et lorsque vous êtes parvenus à un autre temps, ne l'avez-vous pas louée ! Combien de choses n'y a-t-il pas, dont les commencements ont été trouvés odieux, et que pourtant on a pleuré de voir finir ! »

4° « Celui qui adore Dieu sans savoir ce qu'il fait ressemble à l'âne de moulin, qui tourne sans cesse, mais qui ne se rend nullement compte de son action. »

5° « Il vaut mieux laisser échapper une chose désirée, que de la demander à celui qui n'est pas digne de la posséder. »

6° « Faire des dons à un impie, c'est renforcer son impiété ; le bienfait, à l'égard de l'incrédule, est un bien gaspillé ; enseigner à un sot, c'est accroître son ignorance ; solliciter quelque faveur de l'homme méprisable, c'est avilir son propre honneur. »

7° « Je m'étonne de ceux qui s'abstiennent de faire usage des aliments nuisibles, de peur d'en éprouver quelque mal, et qui pourtant ne s'abstiennent pas des péchés, par crainte de la vie future ».

8° « Faites souvent silence ; car le silence est une sauvegarde contre l'inimitié ; soyez véridiques, attendu que la sincérité est l'ornement de la parole. »

9° On a dit à Esculape : « Décris-nous le monde d'ici bas. » Il répondit : « *Hier*, c'est un *terme* (c'est-à-dire, un temps fini) ; *aujourd'hui*, une *action*, et *demain*, une *espérance*. »

10° « Celui à qui vous inspirez un sentiment de pitié n'a pas pour vous une opinion bien favorable ; celui qui vous calomnie est fort en colère contre vous ; et celui qui vous hait ne peut pas vous donner de bons conseils. »

11° « La manière d'agir de l'individu qui a de la religion et des sentiments généreux, doit être de prodiguer à son ami sa personne et son bien ; à ses connaissances, une physionomie gaie et un bon accueil ; et à son ennemi, la justice. Il doit se garder soigneusement de toute circonstance déshonorante [1]. »

[1] Je crois devoir donner ici le texte de ces sentences : قال اسقلنبيوس من عرف الايّام لم يعقل الاستعداد وقال ان احدكم بين نعمة من بارئه وبين ذنب عمله وما يصلح هاتين الحالتين إلّا الحمدُ للمنعم والاستغفار من الذنبَ وقال كم من دهر ذممتموه فلمّا صِرْتُم الى غيره حمدتموه وكم من امر أبغضتم اوآئله وبكى عند اواخره عليه وقال المتعبِّد بغير معرفة كحمار الطاحون يدور ولا يبرح ولا يدرى ما هو فاعل وقال فوت الحاجة خير من طلبها الى غير اهلها وقال اعطآء الفاجر تَقْوية له على فُجوره والصنيعة عند الكفور اضاعة للنعمة وتعليم الجاهل ازدياد فى الجهل ومسألَة اللئيم إهانة للعِرض وقال انّى لاعجب ممّن يحتمى من المآكل الرديّة مخافةَ الضرر ولايدع الذنوب مخافة الآخِرة وقال اكثروا من الصمت فانّه سلامة من المقت واستعملوا الصدق فانّه زين النُطق وقيل له صف لنا الدنيا فقال أمْسِ اجَل واليوم عمل وغدًا امَل وقال المشفق عليكم بسُوء الظنّ

Apollon [1].

D'après Soleïmân, fils de Hassân, connu sous le nom d'Ibn Djoldjol [2], cet Apollon serait le premier philosophe qui ait raisonné sur la médecine dans les contrées des Grecs (ببلد الروم) et des Perses [3]. Il

بكم والزارى عليكم كثير العَتْب لكم وذو البغضاء لكم قليل النصيحة لكم وقال سبيل من له دين ومروّة ان يبذل لصديقه نفسه وماله ولمن يعرفه طلاقة وجهه وحسن محضره ولعدوّه العدل وان يتصاون عن كلّ حال تُعيّب

[1] Il y a dans le texte ايلق, et puis ceci : ويقال له ايله. J'ai déjà dit plus haut, p. 5, note 2, que je regarde ce mot comme une altération de ابلّن, ou bien de ابلّو, pour indiquer l'*Apollon* des Grecs, ou l'*Apollo* des Romains, etc., et cela, peut-être, sans que l'auteur s'en doutât.

[2] ابن جلجل était un médecin arabe d'Espagne, attaché au calife Hichâm II, Mouwayyad billâh, qui commença à régner dans ce pays, l'année 366 de l'hégire (976 de J. C.). Il a laissé quelques ouvrages de médecine, et a pris part à une nouvelle traduction des livres de Dioscoride, du grec en arabe. Ibn Aby Ossaïbi'ah parle d'Ibn Djoldjol au chapitre XIII (ms. 673, fol. 187 v. à 188 v.) (Cf. Wüstenfeld, ouvrage cité, p. 57; *Relation de l'Égypte, par Abd-Allatif,* traduite par Silvestre de Sacy, p. 495-500, et p. 549-551; *The history of the Mohammedan dynasties of Spain, from the text of Al-Makkari,* translated by P. de Gayangos, t. I. Appendix A, p. XXIII-XXVII.)

[3] Je vais donner, tant bien que mal, la traduction de ce dernier morceau, lequel, du reste, me semble apocryphe, dans les noms propres comme dans les faits; et qui, de plus, n'est pas très-correct. Voici, en partie, le texte : وهو استنبط كتاب الاغريقى لهيامس الملك........ فى زمان بداق الحاكم وله آثار عظيمة مشيعة* وهو يُعدّ الخ

* Telle est la leçon du ms. n° 673 ; les autres mss. donnent شنيعة.

a découvert le *Livre* (*du?*) *grec* du (ou pour le) *roi Hïâmus*[1]; il a discouru et médité sur l'art de guérir, et l'a pratiqué. Ce fut après Moïse, sur qui soit le salut! et au temps du *juge Badâk*[2]. D'illustres et célèbres traditions se rapportent à lui, et il est mis au nombre des merveilles, à l'exemple d'Esculape.

[1] Est-ce que par ces mots هيامس الملك, l'auteur aurait eu en vue Hyame (Hyamus, Ὕαμος), le chef célèbre des Hyamides, qui remplissaient en Grèce les fonctions d'augures? Ou bien, le fameux médecin Iapis, au sujet duquel on lit les vers suivants, dans l'Énéide de Virgile?

Jamque aderat Phœbo ante alios dilectus Iapis
Iasides: acri quondam cui captus amore
Ipse suas artes, sua munera, lætus Apollo
Augurium, citharamque dabat, celeresque sagittas.
. . . .
. . . .

(Livre XII, vers 391-394 et suiv.)

Quant aux mots كتاب الاغريقي, ils désignent peut-être ici un ouvrage sur l'art augural, écrit en grec (*aghrîky*, corruption du mot latin *græcus*).

[2] Quel est ce بداق الحاكم, Badâk, le juge ou le magistrat, etc.? Il m'est bien difficile d'émettre une conjecture vraisemblable à ce sujet. Est-ce que, par hasard, l'auteur aurait pensé à Empédocle? Celui-ci était, on le sait, philosophe, poëte, médecin; et, en outre, un personnage très-influent dans la république d'Agrigente, en Sicile, sa patrie. Il aurait même pu en être le tyran; mais il ne l'a pas voulu, et a préféré y faire adopter le gouvernement populaire. Je finirai en disant, qu'au lieu de بداق, le manuscrit n° 673 porte بيداق. — Le *Troisième extrait* renfermera tout le chapitre VII de l'ouvrage. C'est celui des médecins qui ont vécu au commencement de l'islamisme.

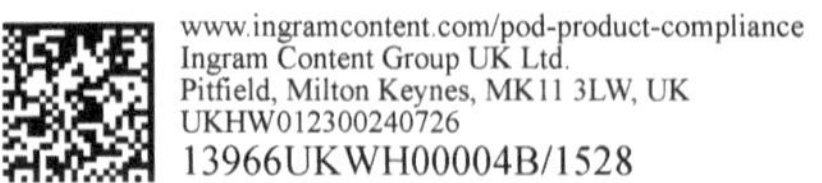
www.ingramcontent.com/pod-product-compliance
Ingram Content Group UK Ltd.
Pitfield, Milton Keynes, MK11 3LW, UK
UKHW012300240726
13966UKWH00004B/1528

9 782011 908988